DE L'ÉTUDE

DES

MALADIES PROFONDES DE L'ŒIL

A L'AIDE

DE L'OPHTHALMOSCOPE ET DES PHOSPHÈNES.

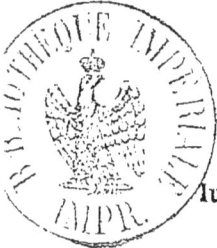

—o◦⟨◦⟩◦o—

MÉMOIRE

lu à la Séance publique de l'Académie d'Amiens,

LE 8 AOUT 1858,

Par le Docteur FOLLET,

Ex-Chirurgien militaire ; Professeur de Chimie à l'École de Médecine
d'Amiens ; Médecin de l'Hospice général, — des Prisons de Justice
et d'Arrêt, — de la Société de Prévoyance et de Secours mutuels ;
Membre de l'Académie d'Amiens, — du Conseil d'hygiène, etc.

AMIENS,

Imprimerie de Vᵉ HERMENT, place Périgord, 3.

—

1859.

DE L'ÉTUDE

DES

MALADIES PROFONDES DE L'ŒIL

A L'AIDE DE L'OPHTHALMOSCOPE ET DES PHOSPHÈNES.

———————

L'étude des maladies profondes de l'œil avait présenté, jusqu'à nos jours, des difficultés presque insurmontables. Un grand nombre d'organes sont contenus dans l'appareil oculaire, et les lésions de ces différents organes ne sont traduites extérieurement que par des symptômes peu variés qui sont loin de préciser toujours la partie malade. Aussi, cette étude qui demandait de longues investigations, n'était-elle bien cultivée qu'en Allemagne et fort négligée en France où l'on a, en général, plus d'ardeur que de patience. Heureusement deux grandes découvertes, dont l'une importée d'Allemagne, et l'autre d'origine française, sont venues jeter un jour tout nouveau au milieu de ces obscurités, et rendre accessible à tous les praticiens cette étude qui était l'apanage exclusif de quelques savants spécialistes. Pendant bien longtemps on avait cru à l'impossibilité de l'exploration directe de la rétine et des parties profondes de l'œil. Ces deux procédés d'exploration ont donné la solution du problème.

Occupons-nous d'abord des phosphènes.

Il n'est pas un de nous, Messieurs, qui n'ait eu l'occasion d'observer les apparences lumineuses qui se produisent, même dans la plus profonde obscurité, quand, accidentellement ou volontairement, l'œil est subitement comprimé. Ces apparences lumineuses ont reçu le nom de *phosphènes*. Ce phénomène fugitif qui, de prime abord, semble n'être qu'un produit stéril, accidentel et superflu de la fonction organique, a été, de la part du docteur Serre, l'objet d'une étude approfondie. Partant de ce principe, que la nature ne fait rien en vain, il a trouvé dans ce fait, à défaut d'une destination fonctionnelle immédiate, un symptôme révélateur de la constitution intime de l'organe. Ce phénomène est, en effet, le signe caractéristique, pathognomonique non seulement de l'intégrité fonctionnelle de la rétine, mais encore de ses altérations successives. Son étude approfondie a jeté des lumières toutes nouvelles et inattendues sur la physiologie et la pathologie de l'organe oculaire.

Voyons d'abord comment on produit le phénomène d'une manière méthodique, régulière et se prêtant facilement à l'observation. L'opération est des plus simples ; chacun de vous, Messieurs, peut la faire en m'écoutant. Cependant la nuit est plus convenable surtout pour les commençants. Les yeux étant mollement fermés, comme dans le sommeil, si l'on comprime doucement l'un des points du pourtour de l'œil, on fait naître instantanément deux sensations lumineuses, dont la principale, qui doit seule nous occuper, apparaît dans le champ visuel au côté opposé à la compression : c'est le *phosphène*. Le bord onguéal de la pulpe du doigt est un instrument très-convenable. En conséquence, l'indicateur demi fléchi est porté dans la rainure orbitaire de façon à y pénétrer le plus profondément possible, sans effort et en refoulant doucement les tissus élastiques qui la remplissent. On exerce alors sur le globe une légère pression, ou plutôt un frottement en allée et venue, afin de rendre permanente l'image qui persiste ainsi pendant toute la durée de la pression. Au moment de l'expérience, il faut tourner l'œil sur le lieu où la lumière doit apparaître et fixer son attention de ce côté. On aperçoit alors un anneau lumineux.

Cet anneau se montre sur quelque point du pourtour qu'on exerce la compression. Pour plus de netteté dans l'observation, M. Serre s'est occupé des phosphènes qui apparaissent par la compression des parties interne, externe, supérieure et inférieure de l'œil et a donné à chacun d'eux le nom de la partie où s'exerce la compression :

1° Phosphène *nazal*, celui que provoque la compression opérée à l'angle interne, à côté de la racine du nez ;

2° Phosphène *temporal*, celui qui se produit par la compression à l'angle externe de l'œil, à côté de la tempe ;

3° Phosphène *frontal*, celui qui apparaît sous la pression de la partie supérieure de l'œil, au-dessous du front ;

4° Phosphène *jugal*, celui qu'on sollicite par la pression de la partie inférieure de l'œil, au-dessus de la joue.

Ces appellations sont donc prises, non point de la région où se manifeste le phosphène, mais de celle où il est provoqué.

Ceci convenu, occupons-nous de l'apparence lumineuse.

Cette apparence est annulaire quand la compression se fait avec la pulpe du doigt ; avec un autre corps comprimant, elle se modifierait pour prendre la forme de ce dernier.

Quand on opère avec la pulpe du **doigt** ou un corps

de cette dimension, l'anneau lumineux ne se montre pas
achevé. Un segment y manque. Une coche plus ou moins
élargie, selon la région de l'œil que le doigt interroge,
rompt la continuité du cercle de feu, et le montre comme
un croissant plus ou moins fermé. Si l'on se servait d'un
corps arrondi plus petit, d'un porte-plume, par exemple,
qui pénétrât plus profondément dans l'orbite, on pourrait
obtenir un anneau complet.

Le phosphène nazal offre un cercle lumineux presqu'en-
tier. Au temporal manque le quart de sa circonférence.
On n'aperçoit, dans le frontal, qu'une moitié environ du
cercle lumineux, et le jugal ne présente guère qu'un tiers
de cercle.

Chose remarquable, l'échancrure, la portion manquante
est constamment tournée vers la partie postérieure de
l'œil, vers le fond de l'orbite, et si l'on se sert d'objets
compresseurs de différentes formes, l'image correspondant
à chaque objet affecte une position inverse de celle sous
laquelle l'objet lui-même est présenté. Aux empreintes
les plus variées correspondent toujours des images renversées de gauche à droite et de bas en haut : l'impression
tactile est retournée.

Ce n'est pas tout : la rétine reporte ces images au-delà
du centre du cristallin en suivant une ligne qui joint ce
même centre à la partie touchée de la membrane nerveuse, de sorte qu'elle les renvoie toutes à l'extérieur par
l'ouverture pupillaire.

A quoi sont dues ces apparences lumineuses que provoque une pression sur le pourtour du globe oculaire?
Elles sont dues à la compression de la rétine, à l'é-
branlement de cette extrémité épanouie du nerf optique. Il
est, en effet, aujourd'hui parfaitement démontré que les

nerfs des sensations spéciales ne peuvent nous donner que la sensation dont ils sont chargés. Toutes les excitations, de quelque nature qu'elles soient, ne peuvent faire sortir le nerf de sa mission exclusive. Ebranlez-le par des chocs, des pincements, des torsions, des tiraillements, par l'électricité, par des médicaments, par la cautérisation, vous ne provoquerez pas de douleur, vous n'obtiendrez que la sensation spéciale. Le nerf auditif transmettra toujours des sons, le nerf olfactif des odeurs, le nerf optique de la lumière; mais aucun nerf n'empiétera sur le domaine des autres. Si un même agent tel que l'électricité, un choc violent, une congestion sanguine, certains médicaments, agit à la fois sur plusieurs nerfs sensoriels, chacun d'eux répond par la sensation qui lui est propre.

Ainsi donc, une sensation n'est, en définitif, que la vibration d'un nerf, quelle que soit cette vibration, et nos sens peuvent donc être affectés et donner les sensations qui leur sont propres par des influences où n'interviennent pas les agents ordinaires et naturels de ces sensations.

Dans l'expérience qui nous occupe, vous ébranlez la rétine, épanouissement terminal du nerf optique; ce nerf vibre à sa manière, il provoque la sensation qui lui est propre. Une clarté intérieure se montre immédiatement, et vous avez la sensation plus ou moins fidèle de l'agent excitateur qui a comprimé la rétine. De la netteté de l'impression tactile dépend la netteté de la sensation, et vous pouvez, jusqu'à un certain point, connaître la forme, la grandeur et la position du corps comprimant par la seule sensation lumineuse à laquelle son empreinte a donné lieu. Ainsi donc, la membrane nerveuse a été modifiée par le corps compresseur de la même manière que si elle avait été touchée par une image lumineuse de provenance exté-

rieure ayant la même forme et la même situation sur
rétine. Il y a donc la plus grande analogie entre la vue
extérieure et la vue phosphénienne. Il n'y a pour ainsi
dire de différence que dans la manière dont se fait l'empreinte rétinienne. Dans les deux cas la rétine est impres-
sionnée : par le corps lui-même, dans le premier cas,
par les rayons lumineux qui en émanent, dans le second.

Le phosphène a donc son siége réel à la partie de la
rétine comprimée par le doigt et conséquemment il n'est
point le résultat du contre-coup de la pression sur la pa-
roi opposée; mais il indique l'état de la portion de rétine
touchée directement, puisqu'il est aperçu dans la direction où serait un corps dont l'image viendrait se peindre sur l'endroit de la rétine comprimée. Parmi les preuves
que M. Serre a données de cette vérité, une seule suffit
à sa démonstration, à savoir que si une moitié de la rétine
est paralysée, c'est précisément la compression de cette
moitié qui ne donne pas de phosphène. Si, par exemple,
la moitié du côté nazal est frappée, le malade, qui ne voit
point les objets placés en dehors de l'axe optique, bien
qu'ils viennent se peindre sur le côté nazal de la rétine,
n'obtiendra point non plus le phosphène nazal par la
pression de ce côté, tandis que la pression du côté de la
tempe developpera le phosphène temporal.

De ce fait, que le point touché de la rétine développe
seul de la lumière, découle l'explication de cette bizarre
déformation du cercle lumineux, de cette infaillible absence d'une portion plus ou moins étendue de son segment
postérieur. Les variations dans la grandeur du segment de
cercle lumineux proviennent des variations dans l'étendue
de la portion de rétine qui peut être atteinte par le doigt
aux différents côtés de l'œil. En effet, la portion sensible

de la rétine n'arrive qu'à un centimètre environ de la
cornée et le bord orbitaire empêche le doigt de pénétrer
assez profondément dans l'orbite pour que sa pression
s'exerce complètement sur la rétine sensible. Il y a donc
une partie du doigt qui, pressant en dehors de la rétine,
ne donne pas de phénomène lumineux et produit la coche.
Aussi les divers degrés d'achèvement de la circonférence
sont-ils parfaitement en rapport avec la portion de rétine
qui peut être atteinte par la pression digitale. Ainsi la faible
étendue de la surface rétinienne accessible au doigt, dans
la région jugale, ne donne qu'un petit fragment de cercle
lumineux, parce qu'une grande partie de la pression
s'exerce en dehors de la rétine sensible, tandis que la
pression nazale indique une pénétration plus profonde du
doigt dans l'orbite, l'excitation d'une zone plus complète
et plus reculée de la membrane nerveuse, et la manifestation d'un phosphène dont le limbe est presqu'achevé.
Quand la compression s'exerce avec un corps plus petit
que le doigt et qu'on peut par conséquent porter assez
en arrière sur l'organe pour n'exercer de pression que sur
la rétine sensible, on obtient alors un cercle complet, mais
dont le diamètre plus petit est en rapport avec l'organe
comprimant. Si l'on reporte la pression de ce corps des
parties profondes vers les parties antérieures, on provoque
une série de phosphènes dont la coche va croissant à
mesure que la pression s'exerce sur une partie moins
considérable de la rétine.

Remarquons aussi le retournement des impressions
tactiles opéré par la rétine. L'absence de rétine qui produit
la coche est en avant et c'est à la partie postérieure que
nous voyons cette coche qui devient ainsi le signe révélateur d'une loi vitale expliquant physiologiquement un fait
sur lequel on avait discuté depuis bien longtemps.

M. Serre a tiré de l'étude des phosphènes les plus curieuses inductions sur les lois physiologiques de la vision, sur la vue droite avec des images renversées, sur l'extériorité, sur la vue confuse et la vue distincte, sur les limites de la sensibilité rétinienne, etc. Mais l'exposé de ces études physiologiques nous entraînerait trop loin et j'ai hâte d'arriver au côté pratique de la découverte.

Quand un organe est formé de plusieurs parties constituantes qui diffèrent par leur composition anatomique et leur rôle physiologique, il est de la plus haute importance, en thérapeutique, de préciser la partie malade, pour y apporter des remèdes appropriés. Parmi les parties constituantes du globe oculaire, la rétine tient le premier rang. C'est, comme vous le savez, l'épanouissement terminal du nerf optique, la membrane sensible. Eh bien ! jusqu'à la découverte des phosphènes et de l'ophthalmoscope, les affections propres de la rétine offraient toujours d'excessives difficultés et quelquefois des impossibilités de diagnostic. Cachée dans les profondeurs de l'œil et dérobée à l'exploration anatomique, elle ne traduisait ses affections que par des symptômes fonctionnels, communs à d'autres parties constituantes de l'œil. Tous les ophthalmologistes s'accordent pour reconnaître l'insuffisance et l'obscurité des signes invoqués comme caractéristiques de l'anesthésie rétinienne : aucun de ces signes n'est pathognomonique. La perte plus ou moins complète de la faculté visuelle est commune à presque toutes les affections graves des différentes parties constituantes de l'œil. L'immobilité de la pupille, qu'on a donnée comme un signe pathognomonique de cette affection, est loin de mériter ce titre. Je voyais encore, il y a quelques jours, un malade atteint d'amaurose albuminurique, chez lequel les pupilles ont conservé toute leur mobilité. Dans la mydriase, les mouvements pupillaires sont anéantis sans que la rétine ait éprouvé la moindre altération de ses facultés sensitives. Les mouvements de la pupille n'ont donc qu'une signification bien restreinte. Les mouches volantes ne sont pas un symptôme plus caractéristique, elles peuvent avoir leur siége dans le corps vitré et exister toute la vie sans être suivies d'amaurose. On a cherché dans l'électricité un moyen d'apprécier la sensibilité de la rétine. Nous croyons en effet, que les phénomènes lumineux, produits dans l'œil par l'électrisation de la face, peuvent éclairer le diagnostic, mais jusqu'ici ce mode d'exploration n'a pas été encore suffisamment étudié.

Si le diagnostic de l'amaurose simple est déjà si difficile, que sera-ce quand elle se complique d'une altération des milieux transparents de l'œil, d'un obstacle au passage des rayons lumineux ? Comment savoir si une cataracte, si une oblitération de la pupille ne se complique pas d'une amaurose qui rendra toute opération inutile ? Ainsi donc, dans les cas simples d'amaurose, grande difficulté de diagnostic ; dans les cas compliqués, impossibilité.

C'est cette lacune que M. Serre a comblée. L'amaurose est maintenant facile à reconnaître. Son caractère constant, invariable, pathognomonique, il l'a trouvé en interrogeant les phosphènes que le moindre contact du doigt sur l'œil fait naître à volonté, que l'on aperçoit constamment lorsque la rétine est saine, que l'on revoit encore, mais altérés, lorsqu'elle est souffrante, et qui jamais ne se montrent lorsqu'elle est complètement paralysée. Voilà donc un moyen d'expérimentation que le médecin a constamment sous la main, qu'il peut produire à tout instant pour l'examiner sous ses divers aspects, sans dérangement pour lui, sans gêne, ni douleur, ni danger pour le malade et dont les résultats doivent exercer une si grande influence sur la précision du diagnostic.

Les éléments séméiologiques des phosphènes sont déduits de leur grandeur, de leur couleur, de leur éclat, mais surtout de leur nombre. Quand la faculté esthésique de la rétine est à l'état normal, le globe oculaire répond à la pression de ses quatre points cardinaux par la manifestation des anneaux dans leur condition physiologique. Mais toutes les fois qu'un ou plusieurs phosphènes viennent à faire défaut dans un œil, ce fait dénoncera la paralysie de la portion insensible à la perception de l'arc lumineux qui doit lui correspondre.

Non-seulement l'examen des phosphènes permet de diagnostiquer avec certitude une amaurose confirmée, mais encore il permet au praticien de la prédire, il en marque, avec une exactitude mathématique, la marche progressive ou décroissante. En effet, dans les amauroses qui n'arrivent pas subitement, la paralysie envahit d'abord les zones les plus excentriques de cette membrane pour gagner successivement, et de proche en proche, des parties de plus en plus profondes, de sorte que l'on voit disparaître successivement les anneaux correspondant à des parties de rétine de plus en plus profondément situées. Les phosphènes s'éteignent donc dans l'ordre suivant : le jugal, le frontal, le temporal et le nazal. La disparition du jugal qui annonce l'anesthésie de la partie la plus antérieure de la rétine, de celle qui ne sert qu'à la vision confuse, peut avoir lieu sans que la vue ait encore souffert aucune atteinte ; l'on peut ainsi prévoir l'amaurose et la combattre dès le principe. Si la maladie continue de progresser, le frontal ne tarde pas à disparaître, puis le temporal s'efface à son tour. Alors l'amblyopie est franchement dessinée et la vue notablement affaiblie. Quand le nazal s'éteint, l'amaurose est complète. L'absence du jugal annonce donc l'état anesthésique de l'extrême périphérie ; l'absence du frontal celui d'une zone plus reculée et celle enfin du troisième et du quatrième, d'autres zones plus reculées encore de cette membrane. Dans cette marche progressive de la maladie, on voit, dans les phosphènes survivant, s'élargir peu à peu le segment qui manque, de sorte que le nazal, par exemple, revêt successivement l'aspect du temporal, du frontal, du jugal, et disparaît enfin après avoir été réduit à la dimension d'un simple point lumineux au dernier moment de son existence. On peut donc assimiler les différentes saillies cardinales de la cavité orbitaire à une espèce de vernier servant à la détermination des bandes que le doigt peut atteindre dans ces quatre parties admirablement disposées pour cette exploration. Quand le traitement vient imprimer une marche rétrograde à la maladie, on voit reparaître les phosphènes dans un ordre inverse, la paralysie de la rétine gagnant de proche en proche, de la périphérie au centre, et le retour à l'état normal s'opérant en sens inverse, du centre à la périphérie. Voilà donc un moyen certain de prévoir la maladie, d'en suivre la marche croissante ou décroissante. Aussi que de services cette étude peut rendre ! Ici, c'est une cataracte accompagnée de mydriase et qu'on regarde comme compliquée de paralysie de la rétine ; mais le phosphène vient démontrer l'intégrité de cette membrane et l'on fait avec succès une opération de cataracte qu'on n'eut pas osé tenter. Là, c'est au contraire une cataracte compliquée d'amaurose, et l'ab-

sence du phosphène vient détruire des espérances illu-
soires ou empêcher une opération qui n'eut donné que
des revers. Plus loin, c'est un travail désorganisateur de
l'iris qui a oblitéré l'ouverture pupillaire, et le praticien se
demande avec anxiété si la rétine n'a point participé à
cette désorganisation, si la lumière qu'il va faire pénétrer dans l'œil par une pupille artificielle n'y trouvera
pas une membrane incapable de la percevoir; qu'il interroge les phosphènes, la réponse sera immédiate et
certaine.

M. Serre a donc doté la science « d'un moyen d'explo-
» ration qui permettra désormais au médecin de savoir
» si la rétine est entièrement paralysée ou si elle n'est que
» partiellement atteinte; à quelle profondeur s'est arrêtée
» la paralysie, sur quel côté de la rétine elle s'est localisée,
» si la maladie progresse ou décroit, si l'on est à la veille
» de devenir aveugle quand aucun autre signe ne pré-
» vient de l'imminence de ce malheur, et si enfin, au
» milieu des complications les plus difficiles et les plus
» décourageantes, on peut encore espérer de jouir des
» bienfaits de cette vue sans laquelle la vie ressemble à
» une mort anticipée.

Voilà, Messieurs, les brillants et féconds résultats qu'on
obtient de l'étude des phosphènes. Cette lumière subjective est l'interprète fidèle et constante de la sensibilité
rétinienne dont elle dénonce les divers degrés et jusqu'aux
moindres nuances. Mais rien n'est parfait sous le soleil,
et si on veut interroger les phosphènes sur la nature des
altérations de la rétine, ils restent complètement muets.
Ils vous disent bien avec certitude que la rétine est malade, mais ne leur demandez ni pourquoi ni comment,
leur science ne va pas jusque là; c'est à un autre ordre

d'investigations qu'il faut recourir; nous avons interrogé la fonction, explorons maintenant l'organe.

Mais comment procéder à cette exploration ? L'œil présente derrière la cornée transparente une membrane verticale, tendue comme un rideau, offrant à son centre une ouverture circulaire, la pupille, qui livre passage aux rayons lumineux et leur permet de traverser les milieux transparents de l'œil pour venir frapper la rétine. Pourquoi ces rayons ne sont-ils pas réfléchis en dehors de manière à permettre de voir l'intérieur de l'œil? Pourquoi l'ouverture pupillaire est-elle toujours d'un noir foncé ? Cela tient à plusieurs causes, d'abord à l'étroitesse de l'ouverture pupillaire qui ne laisse pénétrer dans l'œil qu'une petite quantité de rayons lumineux, puis à l'absorption d'une partie de ces rayons par le pigment choroïdien, enfin aux propriétés réfringentes des milieux de l'œil, de sorte que l'intérieur est obscur par rapport au monde extérieur. L'absence d'une de ces causes suffit déjà pour diminuer le noir pupillaire. Nous avons tous remarqué les pupilles rouges du lapin blanc, qui n'ont point de pigment choroïdien. Quand la pupille est dilatée elle est aussi d'un noir moins foncé parce qu'elle laisse arriver dans l'œil une plus grande quantité de rayons lumineux. Enfin quand les membranes profondes de l'œil sont projetées en avant par une tumeur elles se laissent aussi apercevoir. Helmholtz, professeur de physiologie à Kœnisberg, a parfaitement démontré l'importance des propriétés réfringentes des milieux transparents : « Si l'œil, » dit-il, regarde un point lumineux situé à une courte » distance, les rayons projetés dans son intérieur iront » se rencontrer au niveau de la rétine dans un endroit » donné; réfléchis à leur tour par cette membrane, ils » sortiront de l'œil en traversant les mêmes milieux qu'à

» leur entrée en subissant dans ce trajet les mêmes ré-
» fractions, et ils iront se rencontrer au niveau du point
» lumineux pour y former l'image rétinienne. » Il s'en
suit qu'un observateur à mesure qu'il approcherait son
œil du point lumineux, recevrait une certaine quantité
des rayons qui, renvoyés par le fond de l'œil observé, se
dirigent de nouveau vers la source lumineuse d'où ils
sont partis. C'est sur ce principe qu'est fondée la méthode
de Bruecke, pour faire luire la pupille. On place devant
une lampe servant à éclairer l'œil, un écran qui permet
de diriger le regard vers l'œil observé, tout en étant soi-
même placé immédiatement derrière la flamme, sans cependant en être ébloui. C'est aussi en vertu de ce principe
que M. d'Erlach voyait briller la pupille d'un de ses amis
lorsqu'il était lui-même placé en face d'une lampe de
manière à pouvoir regarder l'œil de cet ami au travers
de l'image spéculaire de la lampe, qui se formait sur ses
propres lunettes. Donc, si la lumière que projette notre
œil était suffisante pour éclairer le fond de l'œil à observer
nous pourrions le voir parfaitement. Il s'agissait alors
de convertir notre œil en un foyer lumineux ; c'est ce
qu'à fait Helmholtz, en 1851, au moyen de l'artifice suivant. Profitant de l'observation d'Erlach, il a envoyé dans
l'œil un faisceau de lumière au moyen de verres super-
posés et inclinés et il a observé cet œil à travers ces mêmes
verres. Tel fut là le premier ophthalmoscope. On se sert aujourd'hui d'appareils à la fois plus simples et plus puis-
sants. Ces appareils sont très-nombreux en Allemagne
où chaque oculiste a le sien. En France, on n'en connaît
guère que deux, celui du docteur Anagnostakis et celui du
docteur Desmarres. Ce sont tout simplement des miroirs
concaves qui ne diffèrent que dans la position de l'ouverture par laquelle on observe, ouverture placée au

centre dans le miroir d'Anagnostakis, et latéralement dans celui de Desmarres.

A l'aide de ce miroir, on envoie dans l'œil du sujet à observer la lumière d'une lampe placée à son côté ; puis à travers l'ouverture du miroir on observe l'intérieur de l'œil amplifié au moyen d'une forte loupe. Au premier abord et même pendant assez longtemps, on n'aperçoit qu'une surface rouge orangé dans laquelle on ne distingue point de détail ; il faut de longs et fréquents exercices pour obtenir, au moyen de cet instrument, des sensations de quelque netteté ; c'est un apprentissage qui demande beaucoup de patience. Mais, quand une fois on est maître de l'instrument, alors apparaît au regard surpris un spectacle charmant ; l'intérieur de l'œil s'illumine ; on le croirait éclairé par la pupille du nerf optique dont le disque, d'une blancheur éclatante, se détache sur le fond rosé de l'œil, selon la belle comparaison de Desmarres, comme la lune sur le fond du ciel par une belle nuit. De la pupille émèrgent deux ordres de vaisseaux, les artères et les veines, qui se distribuent sur la surface en forme de rayons et vont gagner ensuite la rétine où ils se ramifient en se divisant à l'infini. L'observateur saisit les détails de la plus extrême finesse. Il distingue les veines des artères : celles-ci sont d'un rouge écarlate, très-déliées ; les veines ont un plus gros diamètre et une couleur plus sombre. S'il comprime le globe oculaire, il rend visibles, de manière à les compter, les pulsations de ces vaisseaux. La rétine occupe tout le champ rouge-aurore qui entoure la pupille du nerf optique. Elle est transparente, et sans les vaisseaux qui la sillonnent, il serait impossible de l'apercevoir, excepté chez quelques sujets à pigment foncé où elle forme comme un léger nuage flottant, com-

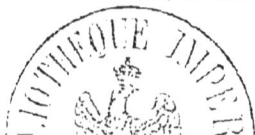

parable à un glacis bleuâtre sur un fond rouge-brun sombre. En raison de sa diaphanéité presque complète, on aperçoit, au-dessous d'elle, à travers sa substance comme à travers une glace, la membrane choroïdienne, et l'on constate à sa surface un grand nombre de traînées noirâtres irrégulières pour la direction comme pour la forme. Ces traînées sont formées par des dépôts de cellules pigmentaires dont la quantité varie suivant les sujets. Il y a un rapport constant entre la couleur de la peau et l'aspect de la choroïde. Les individus à peau brune ont une choroïde fortement chargée de pigment par opposition à ceux qui ont une peau très-blanche et des cheveux blonds, chez lesquels cette membrane est très-peu colorée. Voilà, certes, un spectacle bien curieux pour le physiologiste qui peut ainsi plonger ses regards dans les profondeurs d'un organe si complexe et en faire la vivante anatomie. Aussi, quand on met l'œil à cette lanterne magique on ne se lasse pas d'admirer et l'on passe volontiers de longues heures dans cette contemplation.

Si des désordres pathologiques éclatent dans l'œil, la scène change et le spectacle devient plus intéressant encore.

Rien n'échappe alors aux investigations du praticien. Les moindres opacités du cristallin, les stries les plus fines, invisibles pour l'œil le plus exercé, apparaissent distinctement à la première exploration de l'œil armé de l'ophthalmoscope, et, si comme le remarque M. Barre, la question de traitement n'est pas plus avancée pour cela, du moins on épargnera au malade les chances quelquefois désastreuses et toujours fatigantes d'une thérapeutique qui porte à faux et ne doit point aboutir.

Les maladies du corps vitré n'apparaissent pas moins

clairement: les corps flottants, les cysticerques, les corps
étrangers, l'état jumenteux, les épanchements sanguins,
le synchisis étincelant offrent à l'observateur des phénomènes si caractéristiques qu'il est impossible de les ou-
blier lorsqu'on en a été témoin. Quand par exemple des
cristaux de cholestérine se développent dans l'œil, on
n'imagine pas le spectacle magique de scintillement et
de fulguration que produisent ces paillettes brillantes
qui étincellent comme les feux d'un diamant. Écoutez la
description qu'en fait Desmarres « avec l'ophthalmoscope,
» dit-il, c'est un spectacle magnifique : de petits points
» lumineux, très-brillants, reflètent la lumière pour un
» instant seulement, parcourant avec une étonnante ra-
» pidité le champ rosé du fond de l'œil. Lancés de bas
» en haut, dans le corps vitré, par les mouvements que
» l'on ordonne, ils retombent à la manière du bouquet
» d'un feu d'artifice, le plus souvent tournant sur eux-
» mêmes, s'éclairant et disparaissant alternativement.
» Quelques-uns renvoient la lumière diversement colo-
» rée..... Quand l'œil est immobile, il n'est pas rare de
» voir des cristaux fixés sur des filaments exsudatifs
» attachés par un ou deux points, se balancer à diverses
» profondeurs dans la cavité éclairée. Cela ressemble à
» des paillettes d'or et d'argent fixées sur un ruban de
» soie brillante de couleur blanche ou jaune et agitée
» par le vent. »

Si, des milieux transparents, nous passons à la pathologie des membranes oculaires, nous trouvons les données
fournies par l'opthalmoscope aussi positives et plus nombreuses encore. Les altérations de la choroïde, par
exemple, n'étaient reconnues avec certitude sur le vivant
que dans un degré avancé de la maladie. Les connexions

étroites de cette membrane avec l'iris, la rétine et la sclérotique produisaient bien vîte des complications qui masquaient le point de départ de la maladie et empêchaient le praticien de reconnaître son foyer initial. Aujourd'hui, grâce à l'ophthalmoscope, le praticien saisit les premières manifestations du mal, il en suit toutes les phases, il le voit débuter par l'hypérémie de cette membrane, puis arrivent la macération du pigment et ses conséquences, amas de pigment disséminé à la surface de la choroïde et tâches blanches, suite d'atrophie, enfin les plaques exsudatives; il voit surgir les complications du côté des autres membranes et, dégageant la lésion de tout ce qui lui est étranger, il arrive à des conséquences thérapeutiques qui puisent une force immense dans l'extrême précision du diagnostic.

Il y a quelques années à peine, une foule de maladies fort différentes par leur siége, leur nature, leurs causes, et qui n'avaient de commun qu'un symptôme, celui de l'abolition plus ou moins complète de la vue sans phénomènes apparents, venaient se confondre dans un seul mot qui ne disait rien, précisément parce qu'il disait tout. Comme on sentait tout ce qu'il y avait de vague et d'interminé dans ce mot *amaurose*, on l'accompagnait ordinairement d'un adjectif pour lui donner un certain air de précision qui sauvegardait l'amour-propre du médecin et flattait la curiosité du malade. Aujourd'hui l'ophthalmoscope a tellement débrouillé ce chaos que, dans la dernière édition de son savant traité, le docteur Desmarres a hésité pour écrire un chapitre spécial sur l'amaurose. C'est qu'en effet l'amaurose n'a plus de place dans les cadres nosologiques comme maladie spéciale. C'est le symptôme terminal d'une foule de lésions classées anatomiquement. Aussi, ce chapitre écrit pour obéir à d'anciens usages n'est-il qu'un coup d'œil d'ensemble, un énoncé méthodique des lésions variées qui peuvent abolir la vue.

Grâce à cet instrument, on localise le mal, on le circonscrit dans l'organe affecté. Il n'est plus permis, par exemple, de confondre l'amaurose cérébrale avec l'amaurose oculaire. On fait plus encore, on constate la nature de la lésion. Les maladies si nombreuses de la rétine : l'hypérémie, l'apoplexie, l'anémie, l'hydropisie, l'atrophie de la pupille, toutes ces affections si variées par leur nature et qui ne se traduisaient que par des symptômes communs, sont aujourd'hui reconnues sur le vivant mieux qu'elles ne l'étaient jadis sur le cadavre.

Ainsi donc, rien n'échappera désormais, à l'œil du praticien, des scènes pathologiques se passant dans la mystérieuse profondeur de l'organe oculaire. Il saisira la lésion dans son principe initial, dans son point de départ, il assistera à son évolution, il en suivra les phases progressives ou décroissantes, il en appréciera la nature. Avec une pareille précision dans le diagnostic, son traitement ira droit au mal. Il ne frappera plus au hasard au risque d'atteindre le malade. A-t-il affaire à une affection curable, il la reconnaîtra dans le principe et sa thérapeutique, alors bien plus puissante, en triomphera facilement. Rencontre-t-il, au contraire, une de ces lésions contre laquelle tout traitement est impuissant, il épargnera au malade des médications cruelles qu'on se voyait obligé d'appliquer, en désespoir de cause, avant d'abandonner le pauvre aveugle à son malheureux sort.

Voilà, Messieurs, une partie des progrès réalisés par ce merveilleux instrument qui date à peine de quelques années. Vous le voyez, il n'est pas moins utile pour l'étude des maladies de l'œil que ne l'est le microscope pour l'étude de l'histoire naturelle et le télescope pour celle de l'astronomie.

L'exploration *subjective* et l'exploration *objective* sont donc deux conquêtes précieuses pour la science opthalmoscopique. L'une s'adresse à la fonction, c'est un examen physiologique; l'autre à l'organe, c'est un examen anatomique. De ces deux modes d'investigations qui se controlent et se complètent mutuellement, résulte pour l'observateur une connaissance approfondie de l'appareil oculaire. Grâces donc soient rendues à Serre d'Uzès, et à Helmoltz de Kœnisberg, et que leurs noms soient placés ensemble dans l'histoire des progrès de la médecine, à côté de ceux des Laennec et des Jenner.

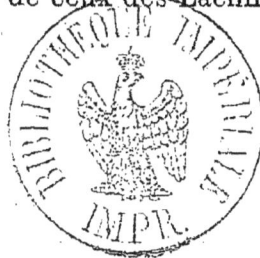

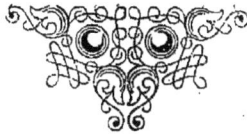

Amiens. — Imp. de Vᵉ HERMENT, place Périgord, 3.

www.ingramcontent.com/pod-product-compliance
Lightning Source LLC
Chambersburg PA
CBHW070146200326
41520CB00018B/5322